DE LA CURABILITÉ

DES

LUXATIONS CONGÉNITALES

DU FÉMUR

PAR

LE DOCTEUR JEAN-CH.-TH. PRAVAZ,

Ancien interne des hôpitaux
et lauréat de l'Ecole de médecine de Lyon,
membre titulaire de la Société des Sciences médicales de la même ville,
membre correspondant et lauréat de la Société médico-chirurgicale d'Amsterdam,
membre correspondant des Sociétés de médecine de Chambéry et physico-médicale de Moscou.
Directeur de l'Institut orthopédique de Lyon.

Mémoire lu à la Société de chirurgie de Paris,
dans sa séance du 17 février 1864.

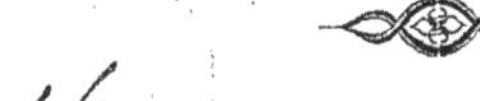

LYON
IMPRIMERIE D'AIMÉ VINGTRINIER
Rue de la Belle-Cordière, 14.
1864

DE LA CURABILITÉ

DES

LUXATIONS CONGÉNITALES

DU FÉMUR

PAR

Le docteur Jean-Ch.-Th. PRAVAZ,

Ancien interne des hôpitaux
et lauréat de l'Ecole de médecine de Lyon,
membre titulaire de la Société des Sciences médicales de la même ville,
membre correspondant et lauréat de la Société médico-chirurgicale d'Amsterdam,
membre correspondant des Sociétés de médecine de Chambéry et physico-médicale de Moscou.
Directeur de l'Institut orthopédique de Lyon.

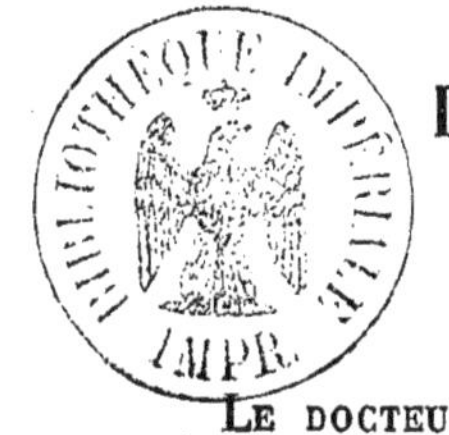

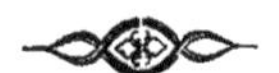

Mémoire lu à la Société de chirurgie de Paris,
dans sa séance du 17 février 1864.

LYON

IMPRIMERIE D'AIMÉ VINGTRINIER

Rue de la Belle-Cordière, 14.

1864

DE LA CURABILITÉ

DES

LUXATIONS CONGÉNITALES

DU FÉMUR

Messieurs,

De toutes les questions chirurgicales agitées à notre époque, il n'en est pas de plus controversée que la curabilité des luxations congénitales du fémur. Tour à tour admise et rejetée, la possibilité de remédier aux déplacements originels du fémur a, dans d'autres temps, donné lieu à des discussions auxquelles la passion s'est trop souvent mêlée, et qui n'ont fait que rendre plus obscure une question plus simple en réalité qu'elle ne l'est en apparence. Placé, par suite de la spécialité à laquelle je me suis consacré, dans une position où il m'est permis chaque année d'observer un certain nombre d'enfants atteints d'exarticulations congénitales du fémur, je devais être naturellement conduit à chercher à fixer l'opinion médicale sur ce point encore douteux de la science. Aussi n'ai-je pas hésité à l'entreprendre. C'était d'ailleurs presque un devoir pour moi, car c'était continuer l'œuvre de mon père, œuvre à laquelle il attachait tant de prix et qu'il n'a pu terminer.

Ma résolution une fois prise, ce ne fut pas sans quelque difficulté que je parvins à me procurer le premier cas sur lequel devaient commencer mes recherches. La récente discussion de 1853 arrêtait les médecins tentés de conseiller un traitement curatif, et, d'autre part, l'absence d'expérience personnelle me rendait très-circonspect lorsqu'il s'agissait d'engager les parents à faire traiter leurs enfants. Enfin, sur mes faibles encouragements, un père plus hardi se décida à me confier sa fille, enfant de 7 ans, atteinte de luxation double. Je dois le dire, mon premier essai ne fut pas heureux. Soit à cause de mon inexpérience, soit à cause de l'extrême indocilité de l'enfant, toutes mes tentatives échouèrent. Je pus bien, il est vrai, ramener la tête du fémur droit dans sa cavité normale et faire constater ce résultat par M. le docteur Vernay, médecin de l'Hôtel-Dieu de Lyon, qui m'avait adressé l'enfant; mais il me fut impossible de l'y maintenir et je ne jugeai pas à propos d'entreprendre du côté gauche ce que je n'avais pu terminer du côté droit. Cependant, cet échec, dû en grande partie à des causes extra-médicales, ne me découragea pas, car j'avais puisé dans mon insuccès même d'utiles enseignements. J'attendis donc une nouvelle occasion, qui heureusement ne tarda pas à se présenter et qui m'a fourni l'occasion du travail que je désire vous soumettre. Ce travail sera divisé en deux parties : la première comprendra l'historique et la discussion du fait par lequel j'espère établir la curabilité des luxations congénitales du fémur ; la seconde, l'examen de quelques-unes des objections qui ont été faites à cette curabilité en général et à la méthode de Pravaz en particulier.

OBSERVATION.

Une jeune fille, âgée de sept ans et demi, m'est adressée le 3 août 1861 par M. le docteur Berne, chirurgien en chef de la Charité de Lyon, pour une claudication qu'il attribue à une luxation congénitale double du fémur.

A son entrée dans l'établissement, je la soumets à un examen attentif dont voici le résultat.

Commémoratifs. — D'une enquête minutieuse auprès d'un grand nombre de membres de la famille, il résulte :

1º Que l'enfant est venu au monde à la suite d'un accouchement naturel ;

2º Qu'il n'a jamais présenté aucun symptôme d'affection aiguë ou chronique de la hanche ;

3º Que la claudication a été remarquée dès les premiers

essais de progression avec les caractères pathognomoniques qu'elle présente au moment où je puis l'observer pour la première fois. L'enfant se *berçait* en marchant, suivant l'expression imagée du père.

Formes extérieures. — L'abdomen est extrêmement saillant et semble en quelque sorte prêt à glisser sur le plan incliné formé par le bassin. La région lombaire, profondément excavée, présente une ensellure considérable. Les cuisses sont dirigées très-obliquement de dehors en dedans, et l'intervalle qui les sépare à leur partie supérieure est très-notablement augmenté. Les fesses sont aplaties à leur partie inférieure et présentent à leur partie supérieure un renflement produit par le refoulement des fessiers. Les aines, au contraire, sont profondément déprimées. Les trochanters font une saillie très-prononcée et sont situés très en arrière et à peu près au niveau des épines iliaques antéro-supérieures. La photographie n° 1, prise avant tout traitement, et que je vous présente, donne une excellente idée des formes et de l'attitude du sujet.

Mensuration des membres. — Distance de l'épine iliaque antérieure et supérieure à la partie inférieure de la malléole externe, à droite 0,62 centimètres, à gauche 0,61.

Distance de l'épine iliaque antérieure et supérieure à la tête du péroné, à droite 0,33, à gauche 0,32.

Recherche de la position des têtes fémorales. — Si l'on porte les cuisses dans l'adduction et la flexion forcées de manière à soulever les tissus qui recouvrent les fémurs, on sent distinctement les têtes fémorales sur les fosses iliaques externes et très-élevées. Lorsque, au contraire , les membres étant d'abord étendus, on leur fait exécuter des mouvements de flexion et de rotation, il est impossible de sentir les têtes fémorales rouler dans le pli de l'aine , comme il est facile de le sentir chez les jeunes enfants, ainsi que l'a très-bien fait remarquer M. Verneuil.

Examen des mouvements. — 1° *Mouvements spontanés.* — La progression est difficile. Le mouvement de balancement caractéristique est très-prononcé et s'aggrave après une marche de quelque durée. L'enfant sent distinctement les têtes fémorales exécuter à chaque pas sur la surface des os iliaques un mouvement de va et vient de bas en haut. La marche ne peut être soutenue que pendant une durée de temps très-courte et finit, lorsqu'elle se prolonge , par s'accompagner de douleurs dans les hanches. L'ascension d'une pente rapide ou d'un escalier est surtout extrêmement laborieuse.

2° *Mouvements communiqués.* — Le mouvement d'abduction est très-borné. L'adduction, au contraire, peut s'exercer dans des limites très-étendues. Lorsqu'on porte les membres dans une adduction forcée on entend des craquements assez forts qui paraissent dus au frottement des têtes fémorales sur la surface des fosses iliaques.

L'enfant se trouvant dans d'excellentes conditions de

santé, le traitement est immédiatement commencé par les extensions préparatoires, qui se prolongent pendant six mois et demi à cause de la vigueur musculaire du sujet. Au commencement du mois de mars 1862, les têtes fémorales me paraissant assez abaissées, je procède à des tentatives de réduction du côté droit. Sous l'influence des tractions réductives, la tête descend facilement et je puis la sentir rouler au pli de l'aine en dehors de l'artère fémorale. Les plaques de contention sont appliquées, et, au bout de quelques jours, la tête fémorale finit par se fixer assez solidement dans la cavité cotyloïde. Les symptômes de la réduction sont alors des plus évidents. La tête fémorale, qui, avant les tractions réductives, occupait le bord supérieur du sourcil cotyloïdien, est facilement sentie au pli de l'aine qui ne présente plus le vide qu'elle offrait autrefois. La saillie du trochanter est à peu près effacée comme à l'état normal. Le membre est très-notablement allongé et cette élongation est surtout très-sensible quand on compare entre eux les deux membres. Enfin, signe des plus caractéristiques, lorsque, par suite des mouvements de l'enfant, la luxation se reproduit, comme il arrive toujours dans les premiers temps de la réduction, on peut très-facilement faire rentrer la tête dans la cavité cotyloïde, et l'on sent alors, au moment où elle franchit le sourcil, une secousse semblable à celle que produit la rentrée de la tête à la suite des luxations traumatiques. Ce dernier phénomène, dont j'ai à dessein produit le renouvellement à plusieurs reprises, fut constaté de la manière la plus évidente par M. le docteur Berne, que j'avais prié d'en être le témoin.

Au commencement de mai, la tête fémorale me paraissant assez solidement fixée du côté droit, je procède à la réduction du côté gauche. Cette réduction s'effectua avec des symptômes à peu près semblables à ceux que j'ai décrits plus haut. Tout allait donc pour le mieux, et j'étais sur le point de faire commencer les exercices qui terminent le traitement, lorsque, au mois de juillet, sous l'influence des fortes chaleurs de l'été, l'enfant fut atteint d'une affection des voies digestives, qui présenta tous les caractères d'un embarras gastro-intestinal, et qui céda en peu de jours aux purgatifs et aux boissons raffraîchissantes. Mais pendant le court séjour que l'enfant dut faire hors de l'appareil destiné à maintenir les fémurs, la luxation, réduite depuis peu de temps encore, se reproduisit sous l'influence de mouvements mal dirigés imprimés aux membres, d'abord du côté gauche, le dernier réduit, puis du côté droit. Malgré ce contre-temps, j'eus cependant la satisfaction de voir la tête du fémur droit rester dans la cavité cotyloïde pendant plusieurs jours et durant un temps plus long que je n'étais en droit de l'espérer, vu le peu de temps qui s'était écoulé depuis la réduction.

L'enfant une fois rétabli, j'attendis la fin des grandes chaleurs pour recommencer le traitement qui fut repris le 1er septembre. La réduction fut de nouveau obtenue, et

cette fois avec beaucoup plus de facilité que la première ;
et, après quelques alternatives, les têtes fémorales furent
définitivement fixées dans les cavités cotyloïdes pour n'en
plus sortir.

Le traitement suivit dès lors sa marche régulière sans
aucune interruption et sans présenter rien de remarquable.
Au mois de décembre, l'enfant commença au moyen du
char à pédales à exécuter quelques exercices destinés à
rétablir les mouvements par une sorte de marche dans la
position horizontale. A ces exercices succédèrent, au mois
de mars 1863, les premiers essais de progression dans la
position verticale au moyen du char roulant, muni latéra-
lement de tuteurs pour soutenir le poids de la partie supérieure du tronc. Enfin, au mois d'août, les fémurs étant
solidement fixés, on put commencer à exercer l'enfant à
la marche libre en le soutenant seulement avec un tuteur
portatif qu'il quitta définitivement trois mois après.

Actuellement, l'enfant se trouve dans l'état suivant :

FORMES EXTÉRIEURES. — La saillie de l'abdomen a complètement disparu, ainsi que l'ensellure lombaire. Il ne
reste plus de la courbure des lombes, autrefois si considérable, qu'une faible exagération de la concavité lombaire
normale, due à la légère déformation qu'a subie la partie
postérieure des disques et des corps vertébraux par suite
de l'attitude qu'affectait autrefois l'enfant. Cette courbure
tend du reste à s'effacer de jour en jour par les progrès de
l'accroissement. Les cuisses ont repris leur direction nor-

male, et l'intervalle qui les sépare à leur partie supérieure a considérablement diminué. Les fesses ne présentent plus l'aplatissement qu'elles présentaient autrefois et les aines n'offrent plus la dépression caractéristique. Les trochanters, jadis très-saillants et très-élevés, ne font, comme à l'état normal, qu'une faible saillie et sont descendus au dessous des épines iliaques antéro-supérieures. Les photographies 2 et 3 faites, la première au mois d'octobre 1863, et la seconde au mois de janvier dernier, montrent du reste parfaitement la transformation complète qui s'est opérée dans les formes et l'attitude du sujet, et la dernière prouve jusqu'à l'évidence l'amélioration qui se produit encore de jour en jour.

MENSURATION DES MEMBRES. — Distance de l'épine iliaque antérieure et supérieure à la partie inférieure de la malléole externe, à droite 0,70, à gauche 0,70.

Distance de l'épine iliaque antéro-supérieure à la tête du péroné, à droite 0,39, à gauche 0,39.

Cette augmentation considérable de la longueur des membres inférieurs est bien réellement due en grande partie à l'abaissement des têtes fémorales et non pas seulement à la croissance du sujet. Car, d'un côté, cet allongement s'est produit pour la plus grande part immédiatement après la réduction, et, d'un autre côté, il porte surtout sur le segment supérieur des membres. En effet, tandis que les membres ont subi un accroissement total de longueur de 0,08 centimètres à droite et de 0,09 cent. à gauche, cet accroissement a été, pour la partie fémorale seulement, de 0,06 centimètres à droite, et de 0,07 cent. à gauche, ce qui prouve que c'est bien par l'éloignement du genou de l'épine iliaque antéro-supérieure, et, par suite, par la situation plus inférieure des têtes fémorales, que l'allongement des membres s'est en grande partie effectué.

RECHERCHE DE LA POSITION DES TÊTES FÉMORALES. — En faisant exécuter aux cuisses le mouvement de flexion et de rotation dont j'ai parlé plus haut, on ne retrouve plus les têtes fémorales dans les fosses iliaques. On les sent, au contraire, rouler distinctement sous le doigt au pli de l'aine en dehors de l'artère fémorale, c'est-à-dire à leur place normale.

MOUVEMENTS. — *1° Mouvements spontanés.* — La marche est beaucoup plus facile. La claudication est très-faible et ne présente plus le cachet caractéristique qu'elle offrait autrefois. Le centre d'oscillation, qui, avant le traitement, était situé sur une ligne allant d'une cavité cotyloïde à l'autre, est maintenant situé au niveau de la région lombaire, ce qui indique que le balancement léger, qui se remarque encore, est dû en grande partie à la faiblesse encore assez grande des muscles de la masse commune, dont le mode d'action a complètement changé. On peut rapprocher, en effet, ce qui se passait autrefois de ce qui se remarque, comme M. Duchenne, de Boulogne, l'a parfaitement démontré, chez les sujets atteints d'atrophie paralytique des muscles spinaux postérieurs. L'enfant, pour pouvoir se maintenir sans fatigue dans la station verticale, rejetait la partie postérieure du tronc en arrière, et confiait ensuite à peu près uniquement à la résistance des disques intervertébraux et du ligament antérieur la fonction de supporter le poids du corps. Il en était résulté un grand affaiblissement des muscles spinaux par suite de leur moindre fréquence d'action, affaiblissement qui chaque jour tend à disparaître par l'exercice. Tandis qu'avant le traitement une course de peu de durée ne tardait pas à produire de la douleur dans les hanches, l'enfant peut maintenant faire journellement sans douleur une marche régulière de 16 à 1,700 mètres, sans compter l'exercice auquel il se livre dans un but de plaisir. L'ascension d'un escalier, qui autrefois était presque impossible, n'offre plus aujourd'hui aucune difficulté.

2° *Mouvements communiqués*. — Le mouvement d'abduction, autrefois très-borné, peut maintenant s'exercer dans une grande étendue, tandis que le mouvement d'adduction n'a plus qu'une amplitude normale. On n'entend plus du reste les craquements que produisaient ces deux mouvements.

Telle est, Messieurs, l'observation détaillée que je désirais vous soumettre, je vais maintenant en aborder la discussion.

Et d'abord, chez l'enfant que je vous présente, existait-il réellement une double luxation ?

Je crois que, d'après l'exposé des symptômes, il ne

peut y avoir aucun doute sur la nature de l'affection qu'il présentait. En effet, d'une part, la saillie de l'abdomen et l'ensellure lombaire démontraient que la ligne de gravité, qui, normalement, se trouve comprise dans un plan vertical passant par le centre des deux cavités cotyloïdes, se trouvait dans un plan passant en arrière de ces cavités, et, par là même, que les têtes fémorales étaient rejetées à la partie postérieure du bassin. D'autre part, la proéminence des trochanters, leur élévation, leur situation au niveau des épines iliaques antéro-supérieures, la brièveté relative des cuisses démontraient que les têtes fémorales avaient en même temps subi un mouvement d'élévation. Les signes sensibles venaient de plus confirmer amplement les inductions que l'on pouvait tirer des signes rationnels ; car, ainsi que je l'ai dit plus haut, en portant les membres dans l'adduction et la flexion forcées, on sentait distinctement les têtes fémorales dans les fosses iliaques, et, en les cherchant dans le pli de l'aine, il était impossible de les sentir, quel que fût le soin qu'on apportât à cette recherche. Cette vacuité du pli de l'aine me paraît, comme à mon père, le caractère pathognomonique de la luxation, car, ainsi que je l'ai dit déjà, chez tous les enfants bien conformés, il est facile de sentir la tête fémorale rouler sous le doigt en dehors de l'artère.

Si nous ajoutons aux signes précédents la claudication caractéristique que présentait l'enfant, il devient impossible de diagnostiquer autre chose qu'une luxation double du fémur, que les commémoratifs doivent faire regarder comme congénitale.

Pour confirmer le diagnostic que j'ai porté, je puis du reste m'appuyer de l'autorité du docteur Berne, qui, comme moi et avant moi, avait reconnu la luxation. L'examen seul de la photographie n° 1, suffirait du reste pour indiquer la nature de l'affection, tant les formes et la pose sont caractéristiques.

S'il est impossible d'admettre que l'enfant que je vous présente ait été atteint d'une autre affection qu'une luxation double du fémur, il est également impossible de nier la réduction. En effet, la disparition de la saillie de l'abdomen et de l'ensellure lombaire démontre que la ligne de gravité a été transportée dans un plan plus antérieur, et que, par conséquent, les têtes fémorales n'occupent plus la partie postérieure du bassin. L'allongement considérable des membres, le rétablissement du rapport normal de longueur des cuisses et des jambes, l'effacement des trochanters, indiquent que les têtes fémorales ont exécuté de plus un mouvement de descente sur l'os iliaque, et, comme elles se maintiennent dans leur nouvelle position d'une manière très-solide et définitive, on est bien obligé d'admettre qu'elles sont logées dans une cavité. Or cette cavité ne peut être que le cotyle, car l'enfant ne présente aucun des signes des luxations dans le trou ovale ou dans l'échancrure sciatique, et l'on peut s'assurer par le toucher que les têtes fémorales occupent précisément leur place normale.

A ces preuves si concluantes viennent se joindre la facilité avec laquelle s'exerce maintenant le mouvement
d'abduction, et l'amélioration considérable qui s'est opérée dans la marche, tant sous le rapport de la solidité que
sous le rapport de la durée, phénomènes qui démontrent,
d'une part, que le centre de mouvement des fémurs s'est
rapproché du point d'insertion des adducteurs ; d'autre
part, que les têtes fémorales occupent maintenant une
position fixe et ne peuvent remonter sur la surface des os
iliaques.

Un dernier argument peut être opposé en faveur de la
réalité de la réduction, l'impossibilité pour les têtes fémorales de s'être fixées ailleurs que dans leurs cavités nor-
males de réception. En effet, si les têtes du fémur ne se
trouvent pas dans les cavités cotyloïdes, comme évidem-
ment elles n'occupent plus la place qu'elles occupaient
avant le traitement, il faudrait admettre la création d'une
double pseudarthrose. Or cette hypothèse est tout à fait
inadmissible en présence des difficultés sans nombre que
l'on rencontrerait à fixer symétriquement les têtes du
fémur sur un plan aussi irrégulier que celui que présente
l'os iliaque. Il faut remarquer, de plus, que ce n'est pas
graduellement et après de longs efforts que les fémurs se
sont fixés à la place qu'ils occupent actuellement, mais
presque immédiatement et avec des symptômes à peu
près semblables à ceux qu'offre la réduction des luxations traumatiques.

Permettez-moi maintenant, Messieurs, de dire quelques mots des objections qui ont été adressées soit à la curabilité des exarticulations fémorales originelles en général, soit à la méthode de Pravaz en particulier.

Les objections contre la curabilité des luxations congénitales du fémur se réduisent à deux principales :

1° Il n'existe pas dans la science de cas authentique de réduction.

2° Les conditions anatomo-pathologiques s'opposent à la coaptation des éléments articulaires disjoints.

Vous voudrez bien, Messieurs, me pardonner d'éviter de répondre à la première objection. Ce serait rentrer dans une discussion dont les éléments ne sont pas sous nos yeux et je n'aurais du reste rien à ajouter au savant et consciencieux rapport de Gerdy. Je laisserai donc de côté cette objection qui, d'ailleurs, perd la plus grande partie de sa valeur, si comme j'ose l'espérer, vous constatez la guérison de l'enfant que je vous présente. Car il serait bien étonnant que ce qui se produit sous vos yeux n'ait pu se produire devant les commissions chargées d'examiner les cas présentés par mon père, et, malgré ce que pourrait avoir de flatteur pour moi l'idée d'avoir montré le premier cas authentique de guérison de luxation congénitale du fémur, il m'est impossible de m'arrêter à cette idée.

Je n'ai pas l'intention, Messieurs, de refaire devant vous l'anatomie pathologique des luxations congénitales du fémur et de vous rappeler des détails qui vous sont familiers. Le temps du reste me manquerait pour une semblable tâche. J'admets donc avec vous les changements multiples que l'on rencontre dans la forme et la disposition des éléments articulaires. Mais je me permettrai seulement de faire observer que l'on a tiré de ces altérations des conclusions au moins prématurées et qui ne se trouvent point dans les prémisses. Sans doute on a trouvé le cotyle rétréci et plus ou moins altéré dans sa forme, la capsule articulaire étranglée en forme de sablier, la tête du fémur plus ou moins déformée, quelquefois même absente, des pseudarthroses de nouvelle formation situées au-dessus des cavités cotyloïdes ; mais il est bon de remarquer que ces lésions profondes n'ont été rencontrées, la plupart du temps, que sur des bassins et des fémurs appartenant à des sujets adultes et quelquefois avancés en âge. Lorsqu'on a pu examiner des bassins d'enfants, ces altérations n'existaient qu'à un degré beaucoup moindre, et, dans un certain nombre de cas, permettaient la coaptation des éléments articulaires. C'est là un fait désormais acquis, et, pour ne parler que des principales lésions qui ont été rencontrées, il est constant que, dans un certain nombre de cas, la cavité cotyloïde offrait encore assez d'amplitude pour recevoir tout ou partie de la tête du fémur ; que le rétrécissement en sablier de la capsule articulaire, qui opposerait en effet un obstacle insurmontable à la réduction, ne s'est rencontrée que sur des sujets

âgés de plus de vingt ans, époque où, sous tous les rap-
ports, je ne conseillerais pas d'entreprendre un traitement
curatif; que les déformations de la tête fémorale sont loin
d'être constantes et portées toujours au point d'empêcher
toute coaptation des éléments articulaires ; et, enfin, que
les pseudarthroses consécutives ne surviennent souvent
qu'à un âge fort avancé et quelquefois même jamais. Il
n'est donc pas irrationnel d'admettre, avec M. Malgaigne,
que les conditions anatomiques favorables à la réduction,
que l'on a rencontrées chez quelques sujets encore jeunes,
peuvent persister au moins quelques années.

Je ferai en outre observer que le nombre des observations nécroscopiques, qui ont trait à l'anatomie pathologique des luxations congénitales du fémur, est encore très-
restreint relativement au nombre de malades atteints de
cette infirmité, et que nous sommes encore loin de connaî-
tre complètement tous les éléments de la question. Vou-
loir sur quelques observations souvent assez vagues faire
l'histoire anatomo-pathologique de cette difformité, et se
fonder sur cette histoire incomplète pour décider en dernier ressort sur son incurabilité me semble sortir des rè-
gles d'une saine logique, et l'histoire de la science témoi-
gnerait au besoin pour montrer à quels fréquents démen-
tis on s'expose en suivant cette méthode, qui s'opposerait
à tout progrès.

J'arrive maintenant aux objections qui ont été faites à
la méthode de Pravaz en particulier.

Ainsi que vous l'avez vu par l'observation que je vous ai communiquée plus haut, le traitement comprend trois temps principaux : 1° extensions préparatoires ; 2° réduction et coaptation des éléments articulaires ; 3° rétablissement des mouvements.

Deux des temps de la méthode ont été l'objet de vives critiques auxquelles je vais essayer de répondre.

Un savant professeur de la Faculté de Paris, M. Malgaigne, a dernièrement soutenu : 1° que les extensions préparatoires étaient inutiles ; 2° qu'elles étaient incapables de faire descendre le fémur, à moins d'être portées à un degré intolérable pour le malade.

Je ne sais si M. Malgaigne a essayé lui-même de réduire une luxation congénitale. Pour moi, qui, permettez-moi de le dire, ai pu acquérir quelque expérience pratique sur ce sujet, je puis affirmer hautement que les extensions préparatoires sont indispensables au succès du traitement. Les tractions longtemps continuées distendent graduellement les ligaments, mais ont surtout pour but d'allonger, en les fatiguant en quelque sorte, les muscles qui cèdent plus facilement à l'époque de la réduction. Si l'on entreprenait immédiatement la réduction, sans passer par les extensions préparatoires, on aurait beaucoup plus de peine à fixer les fémurs qui seraient sans cesse ramenés en haut par la contractilité des muscles pelvi-fémoraux. J'ai plusieurs fois remarqué qu'après quelques heures d'extension non-seulement la tête du fémur remontait moins haut, mais encore qu'elle descendait ensuite beaucoup plus facilement.

En second lieu, les extensions préparatoires, loin d'être incapables de faire descendre les têtes fémorales, ont au contraire une action très-manifeste comme j'ai pu maintes fois m'en assurer. Les malades eux-mêmes ont la sensation du glissement de la tête fémorale sur la surface de l'os iliaque et sentent parfaitement le fémur remonter lorsqu'on vient à supprimer l'action des poids qui produisaient l'extension. Il suffit même d'un poids assez faible pour obtenir ce résultat. J'ajouterai que je n'ai jamais observé l'intolérance à l'extension que M. Malgaigne prête aux malades qui y sont soumis. Quoique ce ne soit qu'à regret que je me vois forcé d'introduire ma personnalité dans le débat, je dirai qu'affecté pendant mon enfance d'une fausse ankylose angulaire du genou je fus, à la suite de la section du tendon du biceps, et dans le but de combattre la rétraction des muscles, soumis pendant un an à l'extension graduelle pendant plusieurs heures par jour et pendant toute la nuit, et que jamais je n'en ai éprouvé le moindre inconvénient. Aussi, plus que M. Malgaigne, ai-je peut-être le droit de dire: *haud ignara mali miseris succurrere disco.*

Le troisième temps de la méthode de Pravaz, celui par lequel on cherche par des exercices spéciaux à reconstruire la cavité articulaire n'a pas été moins vivement attaqué par MM. Malgaigne et Bouvier. Mon père avait émis l'idée

que l'exercice de la marche horizontale au moyen du char
à pédales était destiné à *tarauder* en quelque sorte la cavité cotyloïde. Cette expression, empruntée aux arts mé-
caniques, est surtout ce qui a excité les critiques des sa-
vants médecins que je viens de nommer. Il est bien évi-
dent cependant, quand on lit avec attention l'ouvrage de
Pravaz, qu'il n'a voulu employer cette expression que tout
à fait au figuré, et que, dans son esprit, il regardait ces
exercices répétés comme devant provoquer l'agrandisse-
ment du cotyle uniquement par le travail organo-plastique
que ces exercices devraient exciter. C'est en exhaussant
les bords du cotyle par des produits de nouvelle formation
et non en déprimant le fond qu'il pensait en augmenter la
capacité. Maintenue dans ces termes l'expression de tarauder n'est pas inacceptable, car il est vraisemblable que
les choses se passent ici comme dans la création des pseudarthroses à la suite des luxations pathologiques. Mais il
est deux points sur lesquels mes honorables adversaires
ne me paraissent pas avoir porté assez leur attention, et
sur lesquels Pravaz a insisté à plusieurs reprises, le premier est l'action favorable que doit exercer sur le resser-
rement de l'articulation la contraction répétée, et, par
suite, le raccourcissement des muscles pelvi-trochantériens,
distendus auparavant par la position anormale des têtes
fémorales dans les fosses iliaques, le second est l'avantage
que présente la marche horizontale sur la marche verticale
pour rétablir le mouvement du membre sans que le sourcil cotyloïdien ait à supporter le poids du corps.

Messieurs, ma tâche est terminée. D'une part, en vous présentant un cas de réduction de luxation congénitale du fémur, offrant toutes les garanties d'authenticité qu'il m'a été possible de réunir, j'ai cherché, par une preuve directe, à vous démontrer la possibilité de guérir cette grave infirmité ; d'autre part, je crois vous avoir fait voir, par la discussion rapide des faits anatomo-pathologiques, que ces faits, par leur variabilité même, n'ont pas, pour infirmer l'opinion des partisans de la curabilité des exarticulations fémorales originelles, toute la valeur que ses adversaires leur attribuent. J'ai cherché, de plus, à réfuter quelques-unes des objections qui ont été faites à la méthode de mon père jusqu'ici assez mal connue. Confiant dans vos lumières et dans votre impartialité, il ne me reste plus qu'à vous soumettre le jugement de ce débat scientifique, en vous remerciant de l'attention bienveillante dont vous m'avez honoré.

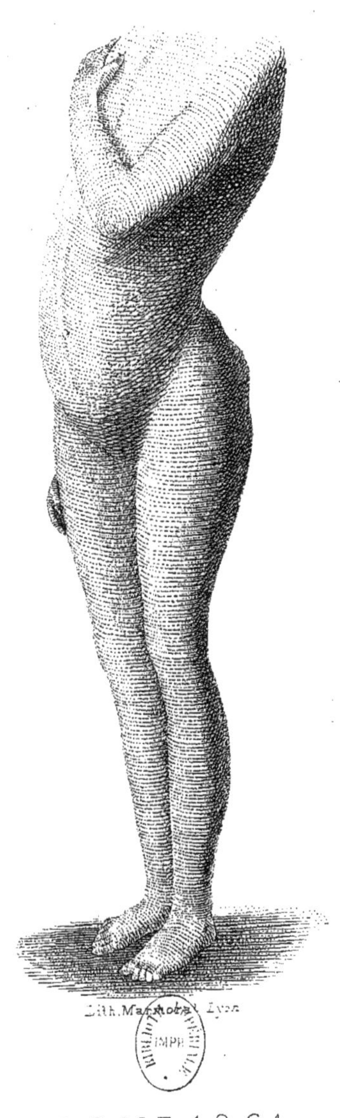

AOUT 1861

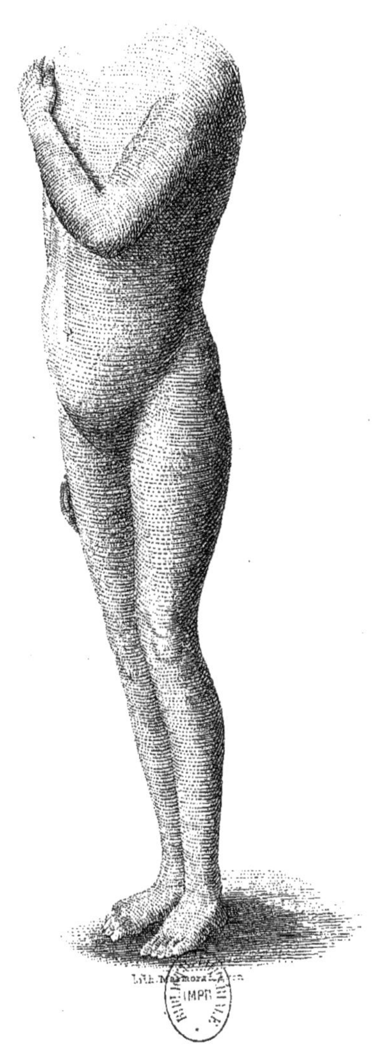

OCTOBRE 1863

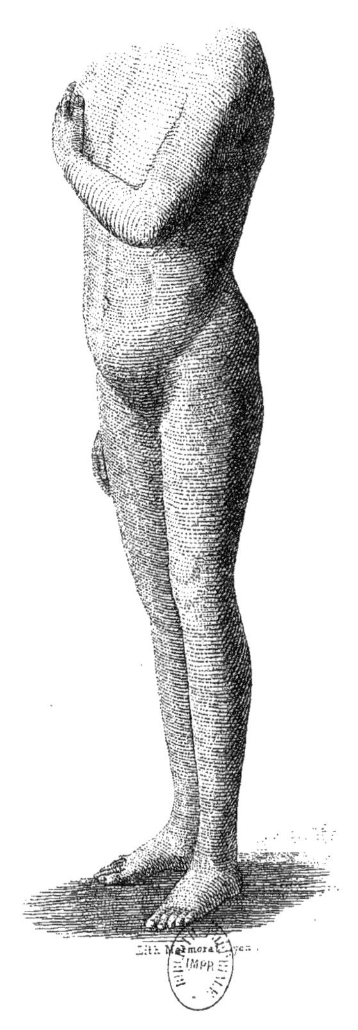

JANVIER 1864.

www.ingramcontent.com/pod-product-compliance
Ingram Content Group UK Ltd.
Pitfield, Milton Keynes, MK11 3LW, UK
UKHW020000130726
13694UKWH00005B/2001